SMASCHERARE IL MORBO DI PARKINSON

Navigare nelle complessità di un disturbo neurologico, comprendere, affrontare e prosperare con la malattia neurodegenerativa

Anita Hulsey

Sommario

Nel vivace arazzo della vita, Simon emerge come una figura centrale, un protagonista la cui narrazione è allo stesso tempo stimolante e stimolante. Il morbo di Parkinson, un avversario formidabile, getta la sua ombra sul suo cammino, introducendo incertezza e complessità dove un tempo c'erano solo routine e familiarità. Eppure, di fronte a questa diagnosi scoraggiante, Simon rimane risoluto, un faro di forza e resilienza in un mare di incertezza.

Mentre intraprende il suo viaggio per smascherare le complessità della malattia di Parkinson, Simon scopre una profonda verità: che la chiave per combattere questa condizione non risiede solo negli interventi medici ma anche nel potere di trasformazione della nutrizione. Così, con un cuore pieno di determinazione e una mente piena di curiosità, si propone di esplorare il regno sconfinato delle possibilità culinarie, cercando conforto e forza nell'abbraccio nutriente di cibi genuini.

La colazione, annunciatrice di un nuovo giorno, diventa una tela su cui Simon dipinge i suoi primi tratti di sfida contro le ombre invadenti del Parkinson. Dai vibranti frullati ricchi di antiossidanti alla sostanziosa farina d'avena infusa con la dolcezza dei frutti di bosco, ogni pasto mattutino è una testimonianza dell'incrollabile impegno di Simon per il suo benessere.

Mentre il sole raggiunge lo zenit, il viaggio di Simon continua attraverso il regno del pranzo, dove insalate piene di salmone grigliato e ciotole piene di quinoa e verdure vivaci offrono sostentamento e vitalità in egual misura. Qui, in mezzo al trambusto di mezzogiorno, Simon trova un momento di tregua, un'opportunità per ricaricare corpo e anima in preparazione alle sfide che lo attendono.

E mentre il crepuscolo scende, proiettando una dolce luce sull'orizzonte, l'odissea culinaria di Simon raggiunge il suo crescendo con la cena. Pollo al forno accostato a patate dolci, zuppa profumata di lenticchie adornata con tenero cavolo riccio e succulento merluzzo abbinato a verdure arrostite: tutti testimoniano la ricchezza e la diversità di sapori che possono nutrire non solo il corpo, ma anche lo spirito.

Nei momenti di tranquillità tra un pasto e l'altro, Simon scopre il potere degli spuntini: bocconcini piccoli ma potenti che offrono sostentamento e conforto nei momenti di bisogno. Yogurt greco con mandorle, bastoncini di carota croccanti immersi in hummus cremoso, fette di mela adornate con burro di arachidi vellutato e un mix di tracce pieno di frutta secca e noci: tutto ricorda l'abbondanza di nutrimento che lo circonda.

Attraverso queste creazioni culinarie, Simon tesse un arazzo di guarigione e speranza, invitando gli altri a unirsi a lui in questo viaggio di trasformazione verso lo smascheramento della malattia di Parkinson. In ogni ricetta, in ogni momento condiviso di vulnerabilità e trionfo, risuona la storia di Simon: una testimonianza dell'indomabile spirito umano e del potere del nutrimento, sia fisico che emotivo, di fronte alle avversità. Insieme, camminiamo al fianco di Simon mentre affronta le complessità del Parkinson, un pasto alla volta, un'esperienza condivisa alla volta, creando un percorso verso il benessere, la comprensione e, infine, il trionfo.

CAPITOLO PRIMO

Ricette per la colazione per i pazienti affetti da Parkinson

-Frullato energizzante

Ricetta 1:

Frullato energizzante Berry Blast

Informazioni nutrizionali:
- Calorie: 200
- Proteine: 5 g
- Carboidrati: 35 g
- Grassi: 3 g

Tempo di cottura: 5 minuti
Porzione: 1

Ingredienti:
- 1 tazza di frutti di bosco misti (fragole, mirtilli, lamponi)
- 1 banana matura
- 1/2 tazza di yogurt greco
- 1 cucchiaio di miele
- 1/2 tazza di latte di mandorle
- Cubetti di ghiaccio

Istruzioni:
1. Aggiungi tutti gli ingredienti in un frullatore.
2. Frullare fino a ottenere un composto liscio e cremoso.
3. Versare in un bicchiere e gustare immediatamente.

Ricetta 2:

Frullato energizzante Green Power

Informazioni nutrizionali:
- Calorie: 180
- Proteine: 8 g
- Carboidrati: 30g

- Grassi: 4 g

Tempo di cottura: 5 minuti
Porzione: 1

Ingredienti:
- 1 tazza di spinaci
- 1/2 cetriolo
- 1/2 avocado
- 1/2 lime, spremuto
- 1 cucchiaio di semi di chia
- 1 tazza di acqua di cocco
- Cubetti di ghiaccio

Istruzioni:
1. Unisci tutti gli ingredienti in un frullatore.
2. Frullare fino a ottenere un composto liscio e cremoso.
3. Servire in un bicchiere e goderne la freschezza.

Ricetta 3:

Frullato energizzante al sole tropicale

Informazioni nutrizionali:
- Calorie: 220
- Proteine: 4 g
- Carboidrati: 45 g
- Grassi: 2 g

Tempo di cottura: 5 minuti
Quantità della porzione: 1

Ingredienti:
- 1/2 tazza di pezzi di ananas
- Pezzi di mango da 1/2 tazza
- 1/2 banana
- 1/2 tazza di succo d'arancia
- 1/4 tazza di latte di cocco
- Cubetti di ghiaccio

Istruzioni:
1. Metti tutti gli ingredienti in un frullatore.
2. Frullare fino a ottenere un composto liscio e cremoso.

3. Versare in un bicchiere e godersi i sapori tropicali.

Ricetta 4:

Frullato energizzante con proteine della nocciola

Informazioni nutrizionali:
- Calorie: 250
- Proteine: 12 g
- Carboidrati: 30g
- Grassi: 8 g

Tempo di cottura: 5 minuti
Porzione:1

Ingredienti:
- 1 banana
- 2 cucchiai di burro di arachidi
- 1 cucchiaio di cacao in polvere
- 1/2 tazza di avena
- 1 tazza di latte a scelta
- Cubetti di ghiaccio

Istruzioni:
1. Unisci tutti gli ingredienti in un frullatore.
2. Frullare fino a ottenere un composto liscio e cremoso.
3. Versa in un bicchiere e goditi la bontà della nocciola.

Farina d'avena con frutti di bosco

Ricetta 1:

 Delizia di farina d'avena ai mirtilli

Informazioni nutrizionali:
- Calorie: 300
- Proteine: 10 g
- Carboidrati: 50g
- Grassi: 5 g

Tempo di cottura: 10 minuti
Porzione: 1

Ingredienti:
- 1/2 tazza di fiocchi d'avena
- 1 tazza d'acqua
- 1/2 tazza di mirtilli freschi
- 1 cucchiaio di miele
- 1 cucchiaio di frutta secca tritata (ad esempio mandorle o noci)
- Pizzico di cannella

Istruzioni:
1. In una piccola casseruola, portare a ebollizione l'acqua.
2. Aggiungi l'avena e riduci la fiamma al minimo. Cuocere per 5 minuti, mescolando di tanto in tanto.
3. Aggiungi i mirtilli e continua la cottura per altri 2-3 minuti fino a quando l'avena sarà cremosa.
4. Togliere dal fuoco e aggiungere il miele.
5. Trasferisci la farina d'avena in una ciotola, guarnisci con le noci tritate e una spolverata di cannella.
6. Goditi la tua nutriente e deliziosa farina d'avena ai mirtilli!

Ricetta 2:

 Ciotola di farina d'avena alla fragola e banana

Informazioni nutrizionali:
- Calorie: 320
- Proteine: 8 g
- Carboidrati: 55 g
- Grassi: 6 g

Tempo di cottura: 10 minuti
Porzione: 1

Ingredienti:
- 1/2 tazza di fiocchi d'avena
- 1 tazza di latte a scelta
- 1/2 banana, affettata
- 1/2 tazza di fragole a fette
- 1 cucchiaio di sciroppo d'acero
- 1 cucchiaio di semi di lino

Istruzioni:

1. In una casseruola, unisci l'avena e il latte. Portare a ebollizione a fuoco medio.

2. Cuocere per circa 5-7 minuti o fino a quando l'avena sarà cremosa, mescolando di tanto in tanto.

3. Aggiungi la banana a fette e continua la cottura per altri 1-2 minuti.

4. Togliere dal fuoco e trasferire in una ciotola.

5. Completare con le fragole a fette, irrorare con lo sciroppo d'acero e cospargere i semi di lino.

6. Goditi la tua deliziosa e nutriente ciotola di fiocchi d'avena, fragole e banane!

Ricetta 3:

Farina d'avena alle mandorle e lamponi

Informazioni nutrizionali:
- Calorie: 280
- Proteine: 7 g
- Carboidrati: 45 g

- Grassi: 8 g

Tempo di cottura: 10 minuti
Porzione: 1

Ingredienti:
- 1/2 tazza di fiocchi d'avena
- 1 tazza di latte di mandorle
- 1/2 tazza di lamponi freschi
- 1 cucchiaio di burro di mandorle
- 1 cucchiaio di miele
- Mandorle a lamelle per guarnire

Istruzioni:
1. In una casseruola, unisci l'avena e il latte di mandorle. Portare a leggera ebollizione.
2. Ridurre il fuoco e cuocere a fuoco lento per 5-7 minuti, mescolando di tanto in tanto.
3. Aggiungi i lamponi freschi e il burro di mandorle, mescolando finché non saranno ben amalgamati.
4. Cuocere per altri 1-2 minuti finché i lamponi non si ammorbidiscono.

5. Togliere dal fuoco, aggiungere il miele
e trasferire in una ciotola.
6. Completa con le mandorle a fette per
una maggiore croccantezza e goditi la
tua farina d'avena alle mandorle e
lamponi!

Ricetta 4:

Farina d'avena ai frutti di bosco misti di
Chia

Informazioni nutrizionali:
- Calorie: 330
- Proteine: 9 g
- Carboidrati: 55 g
- Grassi: 7 g

Tempo di cottura: 10 minuti
Porzione: 1

Ingredienti:
- 1/2 tazza di fiocchi d'avena
- 1 tazza d'acqua

- 1/2 tazza di frutti di bosco misti (fragole, mirtilli, lamponi)
- 1 cucchiaio di semi di chia
- 1 cucchiaio di sciroppo d'agave
- Goccio di latte (facoltativo)

Istruzioni:

1. In una casseruola, unisci l'avena e l'acqua. Portare a ebollizione, quindi ridurre la fiamma e cuocere a fuoco lento per 5-7 minuti.

2. Aggiungi i frutti di bosco e i semi di chia, mescolando bene.

3. Cuocere per altri 2-3 minuti finché le bacche non si saranno ammorbidite.

4. Togliere dal fuoco e aggiungere lo sciroppo d'agave.

5. Se lo si desidera, aggiungere una spruzzata di latte per creare cremosità.

6. Trasferisci in una ciotola e goditi la tua farina d'avena ai frutti di bosco e chia, ricca di bontà!

- Uova strapazzate con spinaci

Ricetta 1:

Uova strapazzate classiche con spinaci

Informazioni nutrizionali:
- Calorie: 250
- Proteine: 15 g
- Carboidrati: 4g
- Grassi: 18 g

Tempo di cottura: 10 minuti
Quantità della porzione: 1

Ingredienti:
- 2 uova
- 1 tazza di spinaci freschi, tritati
- 1 cucchiaio di burro
- Sale e pepe a piacere
- Opzionale: formaggio grattugiato per guarnire

Istruzioni:

1. In una ciotola, sbatti le uova fino a quando non saranno ben sbattute. Condire con sale e pepe.

2. Scaldare il burro in una padella antiaderente a fuoco medio.

3. Aggiungi gli spinaci tritati nella padella e rosola finché non appassiscono.

4. Versare le uova sbattute e mescolare delicatamente con una spatola mentre iniziano a solidificarsi.

5. Continua a cuocere e a mescolare finché le uova non avranno raggiunto la consistenza desiderata.

6. Trasferire su un piatto, cospargere con formaggio grattugiato se lo si desidera e servire caldo.

7. Goditi le classiche uova strapazzate con spinaci!

Ricetta 2:

Uova strapazzate con spinaci e feta

Informazioni nutrizionali:
- Calorie: 280
- Proteine: 17 g
- Carboidrati: 5g
- Grassi: 20 g

Tempo di cottura: 15 minuti
Quantità della porzione: 1

Ingredienti:
- 2 uova
- 1 tazza di spinaci freschi, tritati
- 2 cucchiai di formaggio feta sbriciolato
- 1 cucchiaio di olio d'oliva
- Sale e pepe a piacere

Istruzioni:
1. In una ciotola, sbatti le uova e condisci con sale e pepe.
2. Scaldare l'olio d'oliva in una padella a fuoco medio.
3. Aggiungere gli spinaci tritati e rosolarli finché non appassiscono.

4. Versare le uova sbattute e cuocere, mescolando delicatamente finché le uova non saranno quasi solidificate.

5. Cospargete le uova con la feta sbriciolata e continuate la cottura per un altro minuto.

6. Togliere dal fuoco, trasferire su un piatto e servire caldo.

7. Goditi le tue gustose uova strapazzate con spinaci e feta!

Ricetta 3:

Uova strapazzate cremose con spinaci

Informazioni nutrizionali:
- Calorie: 270
- Proteine: 16 g
- Carboidrati: 6g
- Grassi: 19 g

Tempo di cottura: 12 minuti
Quantità della porzione: 1

Ingredienti:

- 2 uova
- 1/2 tazza di spinaci freschi, tritati
- 2 cucchiai di crema di formaggio
- 1 cucchiaio di burro
- Sale e pepe a piacere

Istruzioni:
1. In una ciotola, sbatti le uova e condisci con sale e pepe.
2. Scaldare il burro in una padella a fuoco medio.
3. Aggiungere gli spinaci tritati e rosolarli finché non appassiscono.
4. Versare le uova sbattute e cuocere, mescolando delicatamente.
5. Quando le uova saranno quasi cotte, aggiungere la crema di formaggio e continuare la cottura fino ad ottenere una crema.
6. Togliere dal fuoco, trasferire su un piatto e servire caldo.
7. Goditi le tue ricche e cremose uova strapazzate con spinaci!

Ricetta 4:

Uova strapazzate con spinaci e funghi

Informazioni nutrizionali:
- Calorie: 290
- Proteine: 18 g
- Carboidrati: 7g
- Grassi: 21 g

Tempo di cottura: 15 minuti
Quantità della porzione: 1

Ingredienti:
- 2 uova
- 1 tazza di spinaci freschi, tritati
- 1/2 tazza di funghi, affettati
- 1 cucchiaio di burro
- Sale e pepe a piacere

Istruzioni:
1. In una ciotola, sbatti le uova e condisci con sale e pepe.
2. Scaldare il burro in una padella a fuoco medio.

3. Aggiungere i funghi a fette e rosolarli fino a doratura.

4. Aggiungere gli spinaci tritati e cuocere finché non appassiscono.

5. Versare le uova sbattute e cuocere, mescolando delicatamente.

6. Cuocere finché le uova non si saranno rapprese e tutto sarà ben amalgamato.

7. Trasferire su un piatto, condire con altro sale e pepe se necessario e servire caldo.

8. Goditi le tue gustose uova strapazzate con funghi e spinaci!

- Budino di banane e noci di Chia

Ricetta 1:

Budino classico di banane e noci di Chia

Informazioni nutrizionali:
- Calorie: 280
- Proteine: 8 g
- Carboidrati: 35 g

- Grassi: 12 g

Tempo di cottura: 5 minuti (più tempo di raffreddamento)
Quantità della porzione: 1

Ingredienti:
- 1 banana matura, schiacciata
-2 cucchiai di semi di chia
- 1/2 tazza di latte di mandorle
- 1 cucchiaio di frutta secca tritata (ad es. noci, mandorle)
- 1 cucchiaio di miele o sciroppo d'acero
- Un pizzico di cannella

Istruzioni:
1. In una ciotola, mescola la banana schiacciata, i semi di chia, il latte di mandorle e il miele.
2. Mescolare bene per unire tutti gli ingredienti.
3. Lasciare riposare il composto per 5 minuti, quindi mescolare nuovamente per evitare la formazione di grumi.

4. Coprire e conservare in frigorifero per almeno 2 ore o durante la notte.
5. Prima di servire, cospargere con le noci tritate e un pizzico di cannella.
6. Goditi il tuo classico budino di chia e banane!

Ricetta 2:

 Budino di Chia al cioccolato, banane e noci

Informazioni nutrizionali:
- Calorie: 320
- Proteine: 9 g
- Carboidrati: 40g
- Grassi: 15 g

Tempo di cottura: 5 minuti (più tempo di raffreddamento)
Quantità della porzione: 1

Ingredienti:
- 1 banana matura, schiacciata
-2 cucchiai di semi di chia

- 1/2 tazza di latte di cocco
- 1 cucchiaio di cacao in polvere
- 1 cucchiaio di noci tritate (ad es. noci pecan, nocciole)
- 1 cucchiaio di miele o sciroppo d'agave

Istruzioni:
1. In una ciotola, mescola la banana schiacciata, i semi di chia, il latte di cocco, il cacao in polvere e il miele.
2. Mescolare bene per unire tutti gli ingredienti.
3. Lascia riposare il composto per 5 minuti, quindi mescola nuovamente.
4. Coprire e conservare in frigorifero per almeno 2 ore o durante la notte.
5. Prima di servire, cospargere con le noci tritate per una maggiore croccantezza.
6. Concediti i ricchi sapori del budino di chia, cioccolato, banana e noci!

Ricetta 3:

Parfait di budino di chia, vaniglia, banana, noci

Informazioni nutrizionali:
- Calorie: 300
- Proteine: 8 g
- Carboidrati: 38g
- Grassi: 14 g

Tempo di cottura: 5 minuti (più tempo di raffreddamento)
Quantità della porzione: 1

Ingredienti:
- 1 banana matura, schiacciata
-2 cucchiai di semi di chia
- 1/2 tazza di latte di mandorle alla vaniglia
- 1 cucchiaio di noci miste tritate
- 1 cucchiaio di miele o sciroppo d'acero
- Granola (facoltativo)

Istruzioni:

1. In una ciotola, mescola la purea di banana, i semi di chia, il latte di mandorle alla vaniglia e il miele.

2. Mescolare bene per unire tutti gli ingredienti.

3. Lascia riposare il composto per 5 minuti, quindi mescola nuovamente.

4. Coprire e conservare in frigorifero per almeno 2 ore o durante la notte.

5. Prima di servire, mettere in un bicchiere uno strato di budino di chia con noci tritate e muesli.

6. Goditi i deliziosi strati di semifreddo al budino di chia, vaniglia, banana e noci!

Ricetta 4:

Budino di Chia al cocco, banana e noci

Informazioni nutrizionali:
- Calorie: 290
- Proteine: 7 g
- Carboidrati: 36g
- Grassi: 16 g

Tempo di cottura: 5 minuti (più tempo di raffreddamento)
Quantità della porzione: 1

Ingredienti:
- 1 banana matura, schiacciata
-2 cucchiai di semi di chia
- 1/2 tazza di latte di cocco
- 1 cucchiaio di cocco grattugiato
- 1 cucchiaio di noci miste tritate
- 1 cucchiaio di miele o sciroppo d'agave

Istruzioni:
1. In una ciotola, mescola la banana schiacciata, i semi di chia, il latte di cocco, il cocco grattugiato e il miele.
2. Mescolare bene per unire tutti gli ingredienti.
3. Lascia riposare il composto per 5 minuti, quindi mescola nuovamente.
4. Coprire e conservare in frigorifero per almeno 2 ore o durante la notte.

5. Prima di servire, guarnire con le noci tritate e un'ulteriore spolverata di cocco grattugiato.
6. Tuffati nei sapori tropicali del budino di chia, cocco, banana, noci!

CAPITOLO DUE

Opzioni per il pranzo a sostegno della salute del Parkinson

Insalata Di Salmone Alla Griglia

Ricetta 1:

Insalata di salmone alla griglia con verdure miste

Ingredienti:
- 4 filetti di salmone (4 once).
- 8 tazze di verdure miste (spinaci, rucola, romaine)
- 1 tazza di pomodorini, tagliati a metà
- 1/2 cetriolo, affettato
- 2 cucchiai di feta sbriciolata

- 2 cucchiai di mandorle a lamelle
- 2 cucchiai di vinaigrette all'aceto balsamico

Nutrizione (per porzione):
Calorie: 320
Grassi totali: 18 g
Grassi saturi: 4 g
Colesterolo: 70 mg
Sodio: 420 mg
Carboidrati totali: 12 g
Fibra: 4 g
Proteine: 30 g

Tempo di cottura: 15 minuti
Serve: 4

Istruzioni:
1. Preriscaldare la griglia a fuoco medio-alto.
2. Condire i filetti di salmone con sale e pepe.
3. Grigliare il salmone per 4-5 minuti per lato o fino a cottura ultimata.

4. In una grande insalatiera, unisci verdure miste, pomodori, cetrioli, feta e mandorle.

5. Completare con salmone grigliato e condire con vinaigrette all'aceto balsamico.

Ricetta 2:

Insalata di salmone alla griglia con quinoa e avocado

Ingredienti:
- 4 filetti di salmone (4 once).
- 2 tazze di quinoa cotta
- 1 avocado, tagliato a dadini
- 1 tazza di pomodorini, tagliati a metà
- 1/2 cipolla rossa, affettata sottilmente
- 2 tazze di spinaci novelli
- 2 cucchiai di olio d'oliva
- 1 cucchiaio di succo di limone
- Sale e pepe a piacere

Nutrizione (per porzione):
Calorie: 390

Grassi totali: 22 g
Grassi saturi: 4 g
Colesterolo: 70 mg
Sodio: 320 mg
Carboidrati totali: 25 g
Fibra: 6 g
Proteine: 28 g

Tempo di cottura: 20 minuti
Serve: 4

Istruzioni:
1. Preriscaldare la griglia a fuoco medio-alto.
2. Condire i filetti di salmone con sale e pepe.
3. Grigliare il salmone per 4-5 minuti per lato o fino a cottura ultimata.
4. In una ciotola capiente, unisci la quinoa cotta, l'avocado, i pomodori, la cipolla e gli spinaci.
5. Condire con olio d'oliva e succo di limone e mescolare per ricoprire.
6. Insalata superiore con salmone grigliato.

Ricetta 3:

Insalata Di Salmone Alla Griglia Con Verdure Arrostite

Ingredienti:
- 4 filetti di salmone (4 once).
- 2 tazze di verdure miste arrostite (peperoni, zucchine, cipolle)
- 4 tazze di verdure miste
- 1/4 tazza di formaggio feta sbriciolato
- 2 cucchiai di glassa balsamica
- 1 cucchiaio di olio d'oliva
- Sale e pepe a piacere

Nutrizione (per porzione):
Calorie: 350
Grassi totali: 19 g
Grassi saturi: 5 g
Colesterolo: 70 mg
Sodio: 480 mg
Carboidrati totali: 16 g
Fibra: 5 g
Proteine: 32 g

Tempo di cottura: 25 minuti
Serve: 4

Istruzioni:
1. Preriscaldare la griglia a fuoco medio-alto.
2. Condire i filetti di salmone con sale e pepe.
3. Grigliare il salmone per 4-5 minuti per lato o fino a cottura ultimata.
4. In una ciotola capiente, unisci le verdure arrostite e le verdure miste.
5. Completare con salmone grigliato, formaggio feta e condire con glassa balsamica e olio d'oliva.

Ricetta 4:

Insalata di salmone alla griglia con vinaigrette agli agrumi

Ingredienti:
- 4 filetti di salmone (4 once).
- 6 tazze di verdure miste

- 1 arancia, segmentata
- 1 pompelmo, segmentato
- 1/4 tazza di mandorle a fette
- 2 cucchiai di olio d'oliva
- 2 cucchiai di succo d'arancia
- 1 cucchiaio di succo di pompelmo
- 1 cucchiaio di aceto di vino bianco
- Sale e pepe a piacere

Nutrizione (per porzione):
Calorie: 330
Grassi totali: 18 g
Grassi saturi: 3 g
Colesterolo: 70 mg
Sodio: 280 mg
Carboidrati totali: 16 g
Fibra: 5 g
Proteine: 29 g

Tempo di cottura: 20 minuti
Serve: 4

Istruzioni:
1. Preriscaldare la griglia a fuoco medio-alto.

2. Condire i filetti di salmone con sale e pepe.

3. Grigliare il salmone per 4-5 minuti per lato o fino a cottura ultimata.

4. In una grande insalatiera, unisci le verdure miste, gli spicchi d'arancia, gli spicchi di pompelmo e le mandorle a fette.

5. In una piccola ciotola, sbatti insieme l'olio d'oliva, il succo d'arancia, il succo di pompelmo e l'aceto di vino bianco.

6. Condire l'insalata con la vinaigrette agli agrumi e guarnire con il salmone grigliato.

- Saltato in padella di quinoa e verdure

Ricetta 1:

Soffritto di quinoa e verdure con tofu

Ingredienti:
- 1 tazza di quinoa cruda

- 1 blocco (14 once) di tofu extra-duro, tagliato a cubetti
- 2 cucchiai di olio d'oliva
- 1 peperone rosso, affettato
- 1 tazza di cimette di broccoli
- 1 tazza di funghi a fette
- 2 spicchi d'aglio, tritati
- 2 cucchiai di salsa di soia a basso contenuto di sodio
- 1 cucchiaio di aceto di riso
- 1 cucchiaino di olio di sesamo
- Sale e pepe a piacere

Nutrizione (per porzione):
Calorie: 360
Grassi totali: 16 g
Grassi saturi: 2 g
Colesterolo: 0mg
Sodio: 420 mg
Carboidrati totali: 38 g
Fibra: 6 g
Proteine: 20 g

Tempo di cottura: 30 minuti
Serve: 4

Istruzioni:

1. Cuocere la quinoa secondo le istruzioni sulla confezione.

2. In una padella capiente o in un wok, scaldare l'olio d'oliva a fuoco medio-alto.

3. Aggiungi i cubetti di tofu e cuoci per 3-4 minuti, finché non saranno leggermente dorati. Togliere il tofu dalla padella e metterlo da parte.

4. Aggiungi i peperoni, i broccoli e i funghi nella padella. Saltare in padella per 5-6 minuti, fino a quando le verdure saranno tenere e croccanti.

5. Aggiungi l'aglio e cuoci per 1 minuto, finché non diventa fragrante.

6. Riporta il tofu cotto nella padella. Incorporare la quinoa cotta, la salsa di soia, l'aceto di riso e l'olio di sesamo. Condire con sale e pepe.

7. Mescolare il tutto e servire caldo.

Ricetta 2:

Soffritto di quinoa e verdure con pollo

Ingredienti:
- 1 tazza di quinoa cruda
- 1 libbra di petti di pollo disossati e senza pelle, tagliati a pezzetti
- 2 cucchiai di olio vegetale
- 2 tazze di verdure miste (broccoli, carote, taccole, ecc.)
- 2 spicchi d'aglio, tritati
- 2 cucchiai di salsa di soia a basso contenuto di sodio
- 1 cucchiaio di miele
- 1 cucchiaino di olio di sesamo
- Sale e pepe a piacere

Nutrizione (per porzione):
Calorie: 390
Grassi totali: 12 g
Grassi saturi: 2 g
Colesterolo: 70 mg
Sodio: 470 mg
Carboidrati totali: 40 g
Fibra: 5 g
Proteine: 35 g

Tempo di cottura: 25 minuti
Serve: 4

Istruzioni:
1. Cuocere la quinoa secondo le istruzioni sulla confezione.
2. In una padella capiente o in un wok, scalda l'olio vegetale a fuoco medio-alto.
3. Aggiungere il pollo e soffriggere per 5-6 minuti, fino a cottura ultimata. Togliere il pollo dalla padella e mettere da parte.
4. Aggiungere le verdure miste nella padella e saltarle in padella per 3-4 minuti, fino a quando saranno diventate croccanti.
5. Aggiungi l'aglio e cuoci per 1 minuto, finché non diventa fragrante.
6. Rimetti il pollo cotto nella padella. Incorporare la quinoa cotta, la salsa di soia, il miele e l'olio di sesamo. Condire con sale e pepe.
7. Mescolare il tutto e servire caldo.

Ricetta 3:

Soffritto di quinoa e verdure con gamberetti

Ingredienti:
- 1 tazza di quinoa cruda
- 1 libbra di gamberi sgusciati e privati
- 2 cucchiai di olio d'oliva
- 2 tazze di verdure miste (peperoni, zucchine, cipolle)
- 2 spicchi d'aglio, tritati
- 2 cucchiai di salsa di soia a basso contenuto di sodio
- 1 cucchiaio di aceto di riso
- 1 cucchiaino di miele
- 1/4 cucchiaino di fiocchi di peperoncino (opzionale)
- Sale e pepe a piacere

Nutrizione (per porzione):
Calorie: 370
Grassi totali: 11 g
Grassi saturi: 1,5 g
Colesterolo: 190mg
Sodio: 520 mg

Carboidrati totali: 38 g

Fibra: 5 g

Proteine: 30 g

Tempo di cottura: 25 minuti

Serve: 4

Istruzioni:

1. Cuocere la quinoa secondo le istruzioni sulla confezione.

2. In una padella capiente o in un wok, scaldare l'olio d'oliva a fuoco medio-alto.

3. Aggiungi i gamberetti e friggi per 3-4 minuti, fino a cottura ultimata. Togliere i gamberi dalla padella e metterli da parte.

4. Aggiungere le verdure miste nella padella e saltarle in padella per 4-5 minuti, fino a quando saranno diventate croccanti.

5. Aggiungi l'aglio e cuoci per 1 minuto, finché non diventa fragrante.

6. Riporta i gamberi cotti nella padella. Incorporare la quinoa cotta, la salsa di soia, l'aceto di riso e il miele. Se lo si

utilizza, aggiungere i fiocchi di peperoncino. Condire con sale e pepe.
7. Mescolare il tutto e servire caldo.

Ricetta 4:

Soffritto di quinoa e verdure con edamame

Ingredienti:
- 1 tazza di quinoa cruda
- 1 tazza di edamame sgusciato congelato
- 2 cucchiai di olio di sesamo
- 2 tazze di verdure miste (cavoli, carote, taccole)
- 2 spicchi d'aglio, tritati
- 2 cucchiai di salsa di soia a basso contenuto di sodio
- 1 cucchiaio di aceto di riso
- 1 cucchiaino di zenzero grattugiato
- Sale e pepe a piacere

Nutrizione (per porzione):
Calorie: 340

Grassi totali: 14 g

Grassi saturi: 2 g

Colesterolo: 0mg

Sodio: 460 mg

Carboidrati totali: 40 g

Fibra: 7 g

Proteine: 15 g

Tempo di cottura: 25 minuti

Serve: 4

Istruzioni:

1. Cuocere la quinoa secondo le istruzioni sulla confezione.

2. In una padella capiente o in un wok, scalda l'olio di sesamo a fuoco medio-alto.

3. Aggiungere le verdure miste e soffriggere per 4-5 minuti, fino a quando diventano croccanti.

4. Aggiungi l'aglio e lo zenzero e cuoci per 1 minuto, finché non diventano fragranti.

5. Aggiungi la quinoa cotta, l'edamame, la salsa di soia e l'aceto di riso. Condire con sale e pepe.

6. Mescolare tutto insieme e servire caldo.

- Ciotola di ceci e verdure arrosto

Ricetta 1:

Ciotola di ceci e verdure arrostite con salsa Tahini

Ingredienti:
- 1 lattina di ceci, scolati e sciacquati
- 2 tazze di zucca butternut a cubetti
- 1 peperone rosso, tagliato a dadini
- 1 tazza di cavoletti di Bruxelles, tagliati a metà
- 2 cucchiai di olio d'oliva
- 1 cucchiaino di cumino
- Sale e pepe a piacere
- 2 tazze di verdure miste

- 2 cucchiai di tahina
- 2 cucchiai di succo di limone
- 1 cucchiaio di acqua
- 1 spicchio d'aglio, tritato
- 1 cucchiaio di sciroppo d'acero

Nutrizione (per porzione):
Calorie: 390
Grassi totali: 16 g
Grassi saturi: 2 g
Colesterolo: 0mg
Sodio: 350 mg
Carboidrati totali: 52 g
Fibra: 12 g
Proteine: 14 g

Tempo di cottura: 35 minuti
Serve: 4

Istruzioni:
1. Preriscaldare il forno a 400°F.
2. Condisci i ceci, la zucca, i peperoni e i cavoletti di Bruxelles con olio d'oliva, cumino, sale e pepe. Stendere su una teglia e arrostire per 25-30 minuti,

mescolando a metà, finché le verdure saranno tenere e leggermente dorate.

3. In una piccola ciotola, sbatti insieme la tahina, il succo di limone, l'acqua, l'aglio e lo sciroppo d'acero per preparare il condimento.

4. Dividere le verdure miste in 4 ciotole. Completare ciascuno con le verdure arrostite e i ceci. Irrorare con la salsa tahini.

Ricetta 2:

Ciotola di ceci e verdure arrosto con pesto

Ingredienti:
- 1 lattina di ceci, scolati e sciacquati
- 2 tazze di patate dolci a cubetti
- 1 tazza di cimette di cavolfiore
- 1 tazza di pomodorini, tagliati a metà
- 2 cucchiai di olio d'oliva
- 1 cucchiaino di aglio in polvere
- Sale e pepe a piacere
- 2 tazze di spinaci novelli

- 1/4 tazza di pesto al basilico

Nutrizione (per porzione):
Calorie: 360
Grassi totali: 15 g
Grassi saturi: 3 g
Colesterolo: 0 mg
Sodio: 390 mg
Carboidrati totali: 45 g
Fibra: 10 g
Proteine: 13 g

Tempo di cottura: 35 minuti
Serve: 4

Istruzioni:
1. Preriscaldare il forno a 400°F.
2. Condisci i ceci, le patate dolci, il cavolfiore e i pomodorini con olio d'oliva, aglio in polvere, sale e pepe. Stendere su una teglia e arrostire per 25-30 minuti, mescolando a metà, finché le verdure saranno tenere e leggermente dorate.

3. Dividere gli spinaci novelli in 4 ciotole. Completare ciascuno con le verdure arrostite e i ceci. Condire con il pesto di basilico.

Ricetta 3:

Ciotola di ceci e verdure arrostite con salsa di avocado

Ingredienti:
- 1 lattina di ceci, scolati e sciacquati
- 2 tazze di zucchine a cubetti
- 1 tazza di funghi a fette
- 1 cipolla rossa, tagliata a dadini
- 2 cucchiai di olio d'oliva
- 1 cucchiaino di origano secco
- Sale e pepe a piacere
- 2 tazze di verdure miste
- 1 avocado, purè
- 2 cucchiai di succo di lime
- 1 cucchiaio di acqua
- 1 spicchio d'aglio, tritato
- 1 cucchiaino di miele

Nutrizione (per porzione):
Calorie: 380
Grassi totali: 18 g
Grassi saturi: 2,5 g
Colesterolo: 0 mg
Sodio: 280 mg
Carboidrati totali: 47 g
Fibra: 12 g
Proteine: 12 g

Tempo di cottura: 35 minuti
Serve: 4

Istruzioni:
1. Preriscaldare il forno a 400°F.
2. Condisci i ceci, le zucchine, i funghi e la cipolla rossa con olio d'oliva, origano, sale e pepe. Stendere su una teglia e arrostire per 25-30 minuti, mescolando a metà, finché le verdure saranno tenere e leggermente dorate.
3. In una piccola ciotola, schiaccia l'avocado e mescolalo con succo di lime, acqua, aglio e miele per preparare il condimento.

4. Dividere le verdure miste in 4 ciotole. Completare ciascuno con le verdure arrostite e i ceci. Irrorare con il condimento di avocado.

Ricetta 4:

Ciotola di ceci e verdure arrostite con salsa Tahini e limone

Ingredienti:
- 1 lattina di ceci, scolati e sciacquati
- 2 tazze di barbabietole a cubetti
- 1 tazza di carote a fette
- 1 tazza di cimette di broccoli
- 2 cucchiai di olio d'oliva
- 1 cucchiaino di paprica
- Sale e pepe a piacere
- 2 tazze di rucola
- 2 cucchiai di tahina
- 2 cucchiai di succo di limone
- 1 cucchiaio di acqua
- 1 cucchiaino di miele
- 1 spicchio d'aglio, tritato

Nutrizione (per porzione):
Calorie: 370
Grassi totali: 15 g
Grassi saturi: 2 g
Colesterolo: 0 mg
Sodio: 390 mg
Carboidrati totali: 48 g
Fibra: 13 g
Proteine: 13 g

Tempo di cottura: 35 minuti
Serve: 4

Istruzioni:
1. Preriscaldare il forno a 400°F.
2. Condisci i ceci, le barbabietole, le carote e i broccoli con olio d'oliva, paprika, sale e pepe. Stendere su una teglia e arrostire per 25-30 minuti, mescolando a metà, finché le verdure saranno tenere e leggermente dorate.
3. In una piccola ciotola, sbatti insieme la tahina, il succo di limone, l'acqua, il miele e l'aglio per preparare il condimento.

4. Dividere la rucola in 4 ciotole. Completare ciascuno con le verdure arrostite e i ceci. Condire con la salsa tahini e limone.

CAPITOLO TRE

Opzioni per una cena nutriente per i pazienti con morbo di Parkinson

-Pollo al forno con patate dolci

Ricetta 1:

Bocconcini di pollo al forno e patate dolci

Ingredienti:
- 1 libbra di petti di pollo disossati e senza pelle, tagliati a cubetti da 1 pollice
- 2 patate dolci medie, sbucciate e tagliate a cubetti da 1 pollice
- 2 cucchiai di olio d'oliva
- 1 cucchiaino di paprika
- 1 cucchiaino di aglio in polvere

- 1/2 cucchiaino di timo secco
- Sale e pepe a piacere

Nutrizione (per porzione):
Calorie: 270
Grassi totali: 8 g
Grassi saturi: 1 g
Colesterolo: 65 mg
Sodio: 140 mg
Carboidrati totali: 23 g
Fibra: 4 g
Proteine: 27 g

Tempo di cottura: 30 minuti
Serve: 4

Istruzioni:
1. Preriscaldare il forno a 400°F.
2. In una ciotola capiente, mescolare i cubetti di pollo e i cubetti di patate dolci con olio d'oliva, paprika, aglio in polvere, timo, sale e pepe fino a quando saranno ben ricoperti.

3. Distribuisci il composto di pollo e patate dolci su una teglia rivestita di carta da forno.

4. Cuocere per 25-30 minuti, mescolando a metà, fino a quando il pollo sarà cotto e le patate dolci saranno tenere.

5. Servire caldo.

Ricetta 2:

Misto di pollo al forno e patate dolci

Ingredienti:
- 4 petti di pollo disossati e senza pelle (6 once).
- 3 patate dolci medie, sbucciate e tagliate a cubetti da 1 pollice
- 1 cipolla rossa, affettata
- 2 cucchiai di olio d'oliva
- 1 cucchiaino di rosmarino essiccato
- 1 cucchiaino di timo secco
- Sale e pepe a piacere

Nutrizione (per porzione):

Calorie: 350
Grassi totali: 10 g
Grassi saturi: 1,5 g
Colesterolo: 90 mg
Sodio: 190 mg
Carboidrati totali: 30 g
Fibra: 5 g
Proteine: 35 g

Tempo di cottura: 40 minuti
Serve: 4

Istruzioni:
1. Preriscaldare il forno a 400°F.
2. Metti i petti di pollo, i cubetti di patate dolci e le fette di cipolla rossa in una grande teglia. Condire con olio d'oliva e cospargere con rosmarino, timo, sale e pepe. Mescolare per ricoprire.
3. Cuocere per 35-40 minuti o fino a quando il pollo sarà cotto e le patate dolci saranno tenere.
4. Servire caldo.

Ricetta 3:

Peperoni ripieni di pollo al forno e patate dolci

Ingredienti:
- 4 petti di pollo disossati e senza pelle (6 once), cotti e tritati
- 2 tazze di patate dolci a cubetti
- 1 tazza di quinoa cotta
- 1/2 tazza di cipolla a dadini
- 2 spicchi d'aglio, tritati
- 1 cucchiaino di peperoncino in polvere
- 1/2 cucchiaino di cumino
- Sale e pepe a piacere
- 4 peperoni, tagliati a metà e senza semi

Nutrizione (per porzione):
Calorie: 330
Grassi totali: 7 g
Grassi saturi: 1 g
Colesterolo: 70 mg
Sodio: 200 mg
Carboidrati totali: 36 g
Fibra: 6 g

Proteine: 32 g

Tempo di cottura: 50 minuti
Serve: 4

Istruzioni:
1. Preriscaldare il forno a 180°C.
2. In una ciotola capiente, unisci il pollo sminuzzato, le patate dolci a cubetti, la quinoa cotta, la cipolla, l'aglio, il peperoncino in polvere, il cumino, il sale e il pepe.
3. Riempire il composto con i peperoni tagliati a metà e disporli in una pirofila.
4. Cuocere per 40-45 minuti o fino a quando i peperoni saranno teneri e il ripieno sarà riscaldato.
5. Servire caldo.

Ricetta 4:

Spiedini di pollo e patate dolci al forno

Ingredienti:

- 1 libbra di cosce di pollo disossate e senza pelle, tagliate a cubetti da 1 pollice
- 2 patate dolci medie, sbucciate e tagliate a cubetti da 1 pollice
- 1 cipolla rossa, tagliata a pezzi da 1 pollice
- 2 cucchiai di olio d'oliva
- 1 cucchiaino di paprika affumicata
- 1/2 cucchiaino di cumino macinato
- Sale e pepe a piacere

Nutrizione (per porzione):
Calorie: 290
Grassi totali: 10 g
Grassi saturi: 2 g
Colesterolo: 85 mg
Sodio: 180 mg
Carboidrati totali: 21 g
Fibra: 3 g
Proteine: 29 g

Tempo di cottura: 25 minuti
Serve: 4

Istruzioni:

1. Preriscaldare il forno a 400°F.

2. Infilare i cubetti di pollo, i cubetti di patate dolci e i pezzi di cipolla sugli spiedini.

3. In una piccola ciotola, mescolare l'olio d'oliva, la paprika affumicata, il cumino, il sale e il pepe.

4. Spennellare gli spiedini con la miscela di olio speziato.

5. Disporre gli spiedini su una teglia rivestita di carta forno.

6. Cuocere per 20-25 minuti, girando di tanto in tanto, fino a quando il pollo sarà cotto e le verdure saranno tenere.

7. Servire caldo.

- Zuppa di lenticchie con cavolo riccio

Ricetta 1:

Zuppa classica di lenticchie e cavoli

Ingredienti:

- 1 tazza di lenticchie marroni secche, sciacquate
- 4 tazze di brodo vegetale o di pollo a basso contenuto di sodio
- 1 cucchiaio di olio d'oliva
- 1 cipolla tagliata a dadini
- 2 carote, sbucciate e tagliate a cubetti
- 2 gambi di sedano, tagliati a cubetti
- 3 spicchi d'aglio, tritati
- 1 cucchiaino di cumino macinato
- 1 cucchiaino di timo secco
- 1/4 cucchiaino di fiocchi di peperoncino (opzionale)
- 4 tazze di cavolo riccio tritato, gambi rimossi
- Sale e pepe a piacere

Nutrizione (per porzione):
Calorie: 270
Grassi totali: 5 g
Grassi saturi: 1 g
Colesterolo: 0 mg
Sodio: 350 mg
Carboidrati totali: 40 g
Fibra: 12 g

Proteine: 16 g

Tempo di cottura: 45 minuti
Serve: 4

Istruzioni:
1. In una pentola capiente, unisci le lenticchie e il brodo. Portare a ebollizione, quindi abbassare la fiamma e cuocere a fuoco lento per 15-20 minuti, finché le lenticchie saranno tenere.
2. In una padella separata, scaldare l'olio d'oliva a fuoco medio. Aggiungere la cipolla, le carote, il sedano e l'aglio. Cuocere per 5-7 minuti, finché le verdure non saranno ammorbidite.
3. Aggiungi le verdure saltate, il cumino, il timo e i fiocchi di peperoncino (se utilizzati) nella pentola con le lenticchie. Cuocere a fuoco lento per altri 10 minuti.
4. Aggiungi il cavolo riccio tritato e cuoci per altri 5 minuti, finché il cavolo riccio non sarà appassito.
5. Condire con sale e pepe a piacere.

6. Servire caldo.

Ricetta 2:

Zuppa di lenticchie e cavoli con salsiccia

Ingredienti:
- 1 tazza di lenticchie verdi secche, sciacquate
- 4 tazze di brodo di pollo a basso contenuto di sodio
- 1 cucchiaio di olio d'oliva
- 1 libbra di salsiccia italiana, senza budello
- 1 cipolla tagliata a dadini
- 3 spicchi d'aglio, tritati
- 2 cucchiaini di origano secco
- 1 cucchiaino di basilico secco
- 4 tazze di cavolo riccio tritato, gambi rimossi
- Sale e pepe a piacere

Nutrizione (per porzione):
Calorie: 360
Grassi totali: 15 g

Grassi saturi: 4 g
Colesterolo: 45 mg
Sodio: 630 mg
Carboidrati totali: 33 g
Fibra: 11 g
Proteine: 25 g

Tempo di cottura: 45 minuti
Serve: 4

Istruzioni:

1. In una pentola capiente, unisci le lenticchie e il brodo di pollo. Portare a ebollizione, quindi abbassare la fiamma e cuocere a fuoco lento per 15-20 minuti, finché le lenticchie saranno tenere.

2. In una padella separata, scaldare l'olio d'oliva a fuoco medio. Aggiungere la salsiccia italiana e cuocere, spezzettandola con un cucchiaio, fino a doratura, circa 5-7 minuti.

3. Aggiungi la cipolla e l'aglio alla salsiccia e cuoci per 2-3 minuti, fino a quando diventano fragranti.

4. Trasferisci il composto di salsiccia nella pentola con le lenticchie cotte. Mescolare l'origano e il basilico.

5. Aggiungi il cavolo riccio tritato e cuoci per altri 5 minuti, finché il cavolo riccio non sarà appassito.

6. Condire con sale e pepe a piacere.

7. Servire caldo.

Ricetta 3:

Zuppa di lenticchie e cavoli ricci con patate dolci

Ingredienti:
- 1 tazza di lenticchie rosse secche, sciacquate
- 4 tazze di brodo vegetale a basso contenuto di sodio
- 1 cucchiaio di olio d'oliva
- 1 cipolla tagliata a dadini
- 2 patate dolci, sbucciate e tagliate a cubetti
- 3 spicchi d'aglio, tritati
- 1 cucchiaino di cumino macinato

- 1 cucchiaino di paprika affumicata
- 4 tazze di cavolo riccio tritato, gambi rimossi
- Sale e pepe a piacere

Nutrizione (per porzione):
Calorie: 320
Grassi totali: 6 g
Grassi saturi: 1 g
Colesterolo: 0 mg
Sodio: 380 mg
Carboidrati totali: 52 g
Fibra: 11 g
Proteine: 15 g

Tempo di cottura: 40 minuti
Serve: 4

Istruzioni:
1. In una pentola capiente unire le lenticchie e il brodo vegetale. Portare a ebollizione, quindi abbassare la fiamma e cuocere a fuoco lento per 10-15 minuti, finché le lenticchie saranno tenere.

2. In una padella separata, scaldare l'olio d'oliva a fuoco medio. Aggiungere la cipolla e i cubetti di patate dolci. Cuocere per 5-7 minuti, finché le verdure non saranno ammorbidite.
3. Aggiungi l'aglio, il cumino e la paprika affumicata nella padella. Cuocere per 1 minuto, finché non diventa fragrante.
4. Trasferisci le verdure saltate nella pentola con le lenticchie cotte. Mescolare per unire.
5. Aggiungi il cavolo riccio tritato e cuoci per altri 5 minuti, finché il cavolo riccio non sarà appassito.
6. Condire con sale e pepe a piacere.
7. Servire caldo.

Ricetta 4:

Zuppa di lenticchie e cavoli con quinoa

Ingredienti:
- 1 tazza di lenticchie marroni secche, sciacquate
- 1 tazza di quinoa secca, sciacquata

- 4 tazze di brodo vegetale a basso contenuto di sodio
- 1 cucchiaio di olio d'oliva
- 1 cipolla tagliata a dadini
- 3 spicchi d'aglio, tritati
- 2 cucchiaini di zenzero macinato
- 1 cucchiaino di coriandolo macinato
- 4 tazze di cavolo riccio tritato, gambi rimossi
- Sale e pepe a piacere

Nutrizione (per porzione):
Calorie: 350
Grassi totali: 8 g
Grassi saturi: 1 g
Colesterolo: 0 mg
Sodio: 300 mg
Carboidrati totali: 50 g
Fibra: 13 g
Proteine: 19 g

Tempo di cottura: 40 minuti
Serve: 4

Istruzioni:

1. In una pentola capiente, unisci le lenticchie, la quinoa e il brodo vegetale. Portare a ebollizione, quindi abbassare la fiamma e cuocere a fuoco lento per 15-20 minuti, finché le lenticchie e la quinoa saranno tenere.

2. In una padella separata, scaldare l'olio d'oliva a fuoco medio. Aggiungere la cipolla e cuocere per 3-4 minuti, finché non si sarà ammorbidita.

3. Aggiungi l'aglio, lo zenzero e il coriandolo nella padella. Cuocere per 1 minuto, finché non diventa fragrante.

4. Trasferisci il composto di cipolle saltate nella pentola con le lenticchie cotte e la quinoa. Mescolare per unire.

5. Aggiungi il cavolo riccio tritato e cuoci per altri 5 minuti, finché il cavolo riccio non sarà appassito.

6. Condire con sale e pepe a piacere.

7. Servire caldo.

- Merluzzo al Forno con Verdure Arrostite

Ricetta 1:

Merluzzo al forno con verdure arrostite

Ingredienti:
- 4 filetti di merluzzo (6 once).
- 2 tazze di patate dolci a cubetti
- 1 tazza di cavoletti di Bruxelles, tagliati
a metà
- 1 peperone rosso, affettato
- 1 cipolla rossa, affettata
- 2 cucchiai di olio d'oliva
- 1 cucchiaino di timo secco
- 1 cucchiaino di paprika
- Sale e pepe a piacere
- Spicchi di limone per servire

Nutrizione (per porzione):
Calorie: 320
Grassi totali: 9 g
Grassi saturi: 1,5 g
Colesterolo: 80 mg
Sodio: 290 mg

Carboidrati totali: 28 g
Fibra: 6 g
Proteine: 32 g

Tempo di cottura: 35 minuti
Serve: 4

Istruzioni:
1. Preriscaldare il forno a 400°F.
2. In una grande teglia, condisci le patate dolci, i cavoletti di Bruxelles, i peperoni e la cipolla con olio d'oliva, timo, paprika, sale e pepe.
3. Arrostire le verdure per 20 minuti, mescolando a metà.
4. Disporre le verdure ai lati della teglia e posizionare i filetti di merluzzo al centro.
5. Cuocere per altri 12-15 minuti, finché il merluzzo non sarà opaco e si sfalderà facilmente con una forchetta.
6. Servire il baccalà al forno con le verdure arrostite e gli spicchi di limone.

Ricetta 2:

Merluzzo al forno con verdure arrostite all'aglio e limone

Ingredienti:
- 4 filetti di merluzzo (6 once).
- 2 tazze di zucchine a cubetti
- 1 tazza di pomodorini, tagliati a metà
- 1 tazza di funghi a fette
- 3 spicchi d'aglio, tritati
- 2 cucchiai di olio d'oliva
- 1 cucchiaio di succo di limone
- 1 cucchiaino di origano secco
- Sale e pepe a piacere

Nutrizione (per porzione):
Calorie: 280
Grassi totali: 10 g
Grassi saturi: 1,5 g
Colesterolo: 80 mg
Sodio: 290 mg
Carboidrati totali: 15 g
Fibra: 4 g
Proteine: 35 g

Tempo di cottura: 30 minuti
Serve: 4

Istruzioni:
1. Preriscaldare il forno a 400°F.
2. In una grande teglia, unisci le zucchine, i pomodorini, i funghi e l'aglio. Condire con olio d'oliva, succo di limone, origano, sale e pepe. Mescolare per ricoprire.
3. Arrostire le verdure per 15 minuti.
4. Disporre le verdure ai lati della teglia e posizionare i filetti di merluzzo al centro.
5. Cuocere per altri 12-15 minuti, finché il merluzzo non sarà opaco e si sfalderà facilmente con una forchetta.
6. Servire il merluzzo al forno con le verdure arrostite con aglio e limone.

Ricetta 3:

Merluzzo al forno con verdure arrostite al rosmarino

Ingredienti:
- 4 filetti di merluzzo (6 once).
- 2 tazze di zucca butternut a cubetti
- 1 tazza di cimette di broccoli
- 1 cipolla rossa, affettata
- 2 cucchiai di olio d'oliva
- 2 cucchiaini di rosmarino fresco tritato
- 1 cucchiaino di aglio in polvere
- Sale e pepe a piacere

Nutrizione (per porzione):
Calorie: 300
Grassi totali: 8 g
Grassi saturi: 1 g
Colesterolo: 80 mg
Sodio: 280 mg
Carboidrati totali: 22 g
Fibra: 5 g
Proteine: 35 g

Tempo di cottura: 40 minuti
Serve: 4

Istruzioni:
1. Preriscaldare il forno a 400°F.

2. In una grande teglia, condisci la zucca, i broccoli e la cipolla rossa con olio d'oliva, rosmarino, aglio in polvere, sale e pepe.

3. Arrostire le verdure per 25 minuti, mescolando a metà.

4. Disporre le verdure ai lati della teglia e posizionare i filetti di merluzzo al centro.

5. Cuocere per altri 12-15 minuti, finché il merluzzo non sarà opaco e si sfalderà facilmente con una forchetta.

6. Servire il baccalà al forno con le verdure arrostite al rosmarino.

Ricetta 4:

Merluzzo al Forno con Verdure Arrostite alla Mediterranea

Ingredienti:
- 4 filetti di merluzzo (6 once).
- 2 tazze di melanzane a cubetti
- 1 tazza di pomodorini tagliati a metà
- 1 tazza di zucchine a fette

- 1/2 tazza di olive Kalamata, affettate
- 2 cucchiai di olio d'oliva
- 1 cucchiaino di origano secco
- 1 cucchiaino di basilico secco
- 2 spicchi d'aglio, tritati
- Sale e pepe a piacere

Nutrizione (per porzione):
Calorie: 310
Grassi totali: 12 g
Grassi saturi: 2 g
Colesterolo: 80 mg
Sodio: 420 mg
Carboidrati totali: 18 g
Fibra: 6 g
Proteine: 35 g

Tempo di cottura: 35 minuti
Serve: 4

Istruzioni:
1. Preriscaldare il forno a 400°F.
2. In una grande teglia, unisci le melanzane, i pomodorini, le zucchine e le olive. Condire con olio d'oliva e

cospargere con origano, basilico, aglio, sale e pepe. Mescolare per ricoprire.

3. Arrostire le verdure per 20 minuti, mescolando a metà.

4. Disporre le verdure ai lati della teglia e posizionare i filetti di merluzzo al centro.

5. Cuocere per altri 12-15 minuti, finché il merluzzo non sarà opaco e si sfalderà facilmente con una forchetta.

6. Servire il baccalà al forno con le verdure arrostite alla mediterranea.

-Peperoni ripieni con tacchino macinato

Ricetta 1:

Peperoni ripieni classici

Ingredienti:
- 6 peperoni medi (mix di colori)
- 1 libbra di tacchino macinato
- 1 tazza di riso cotto

- 1 cipolla piccola, tagliata a dadini
- 2 spicchi d'aglio, tritati
- 1 lattina di pomodori a cubetti
- 1 cucchiaino di origano secco
- 1 cucchiaino di basilico secco
- Sale e pepe a piacere
- 1 tazza di formaggio grattugiato (cheddar o mozzarella)

Informazioni nutrizionali (per porzione):
- Calorie: 280
- Grassi totali: 10 g
- Grassi saturi: 4g
- Colesterolo: 75 mg
- Sodio: 480 mg
- Carboidrati totali: 25 g
- Fibra: 5 g
- Proteine: 25 g

Tempo di cottura: 60 minuti
Porzione: 1 peperone ripieno

Istruzioni:
1. Preriscaldare il forno a 180°C.

2. Tagliare la parte superiore dei peperoni ed eliminare i semi e le membrane. Metti i peperoni in una teglia.

3. In una padella, cuocere il tacchino macinato a fuoco medio fino a doratura. Drenare il grasso in eccesso.

4. Aggiungere il riso cotto, la cipolla, l'aglio, i pomodori a cubetti, l'origano, il basilico, il sale e il pepe. Mescolare bene.

5. Riempire il composto nei peperoni scavati.

6. Ricoprire i peperoni con il formaggio grattugiato.

7. Cuocere per 30-40 minuti, o fino a quando i peperoni saranno teneri e il formaggio sarà sciolto e farà le bolle.

Ricetta 2: Peperoni ripieni Tex-Mex

Ingredienti:
- 6 peperoni medi (mix di colori)
- 1 libbra di tacchino macinato
- 1 tazza di riso integrale cotto

- 1 lattina (15 once) di fagioli neri, scolati e sciacquati
- 1 tazza di salsa
- 1 cucchiaino di peperoncino in polvere
- 1 cucchiaino di cumino
- Sale e pepe a piacere
- 1 tazza di formaggio cheddar grattugiato

Informazioni nutrizionali (per porzione):
- Calorie: 300
- Grassi totali: 12 g
- Grassi saturi: 5 g
- Colesterolo: 70 mg
- Sodio: 590 mg
- Carboidrati totali: 30 g
- Fibra: 7 g
- Proteine: 26 g

Tempo di cottura: 55 minuti
Porzione: 1 peperone ripieno

Istruzioni:
1. Preriscaldare il forno a 180°C.

2. Tagliare la parte superiore dei peperoni ed eliminare i semi e le membrane. Metti i peperoni in una teglia.

3. In una padella, cuocere il tacchino macinato a fuoco medio fino a doratura. Drenare il grasso in eccesso.

4. Aggiungi il riso cotto, i fagioli neri, la salsa, il peperoncino in polvere, il cumino, il sale e il pepe. Mescolare bene.

5. Riempire il composto nei peperoni scavati.

6. Ricopri i peperoni con il formaggio cheddar grattugiato.

7. Cuocere per 25-30 minuti, o fino a quando i peperoni saranno teneri e il formaggio sarà sciolto e farà le bolle.

Ricetta 3:

Peperoni Ripieni Del Mediterraneo

Ingredienti:
- 6 peperoni medi (mix di colori)
- 1 libbra di tacchino macinato

- 1 tazza di quinoa cotta
- 1 lattina di pomodori a cubetti
- 1/2 tazza di formaggio feta sbriciolato
- 1/4 tazza di prezzemolo fresco tritato
- 2 spicchi d'aglio, tritati
- 1 cucchiaino di origano secco
- Sale e pepe a piacere

Informazioni nutrizionali (per porzione):
- Calorie: 260
- Grassi totali: 11 g
- Grassi saturi: 3 g
- Colesterolo: 75 mg
- Sodio: 520 mg
- Carboidrati totali: 20 g
- Fibra: 4 g
- Proteine: 24 g

Tempo di cottura: 50 minuti
Porzione: 1 peperone ripieno

Istruzioni:
1. Preriscaldare il forno a 180°C.

2. Tagliare la parte superiore dei peperoni ed eliminare i semi e le membrane. Metti i peperoni in una teglia.

3. In una padella, cuocere il tacchino macinato a fuoco medio fino a doratura. Drenare il grasso in eccesso.

4. Aggiungi la quinoa cotta, i pomodori a cubetti, il formaggio feta, il prezzemolo, l'aglio, l'origano, il sale e il pepe. Mescolare bene.

5. Riempire il composto nei peperoni scavati.

6. Cuocere per 25-30 minuti o fino a quando i peperoni saranno teneri.

Ricetta 4:

Peperoni ripieni italiani

Ingredienti:
- 6 peperoni medi (mix di colori)
- 1 libbra di tacchino macinato
- 1 tazza di riso integrale cotto
- 1 lattina di pomodori a cubetti

- 1/2 tazza di parmigiano grattugiato
- 2 spicchi d'aglio, tritati
- 1 cucchiaino di basilico secco
- 1 cucchiaino di origano secco
- Sale e pepe a piacere

Informazioni nutrizionali (per porzione):
- Calorie: 270
- Grassi totali: 9 g
- Grassi saturi: 3 g
- Colesterolo: 80 mg
- Sodio: 560 mg
- Carboidrati totali: 24 g
- Fibra: 5 g
- Proteine: 25 g

Tempo di cottura: 55 minuti
Porzione: 1 peperone ripieno

Istruzioni:
1. Preriscaldare il forno a 180°C.
2. Tagliare la parte superiore dei peperoni ed eliminare i semi e le

membrane. Metti i peperoni in una teglia.

3. In una padella, cuocere il tacchino macinato a fuoco medio fino a doratura. Drenare il grasso in eccesso.

4. Aggiungere il riso cotto, i pomodori a cubetti, il parmigiano, l'aglio, il basilico, l'origano, il sale e il pepe. Mescolare bene.

5. Riempire il composto nei peperoni scavati.

6. Cuocere per 25-30 minuti, o fino a quando i peperoni saranno teneri e il ripieno sarà caldo.

CONCLUSIONE

La complessità e la natura sfaccettata della malattia di Parkinson pongono da tempo sfide significative sia ai ricercatori che ai medici. Tuttavia, i recenti progressi nella comprensione di questa condizione debilitante offrono un barlume di speranza per un futuro migliore. Smascherando l'intricata rete di fattori genetici, ambientali e neurologici che contribuiscono al morbo di Parkinson, abbiamo gettato le basi per interventi più mirati ed efficaci.

L'identificazione delle mutazioni genetiche chiave e l'esplorazione dei fattori scatenanti ambientali hanno fatto luce sui meccanismi sottostanti che guidano lo sviluppo e la progressione della malattia di Parkinson. Questa conoscenza ha aperto nuove strade per la diagnosi precoce, approcci terapeutici personalizzati e strategie preventive. Il perfezionamento degli strumenti diagnostici, come le tecniche avanzate di neuroimaging e l'analisi dei biomarcatori, ha consentito diagnosi più precoci e accurate, consentendo interventi tempestivi che possono potenzialmente rallentare il decorso della malattia.

Inoltre, i progressi nelle terapie neuroprotettive, compresi nuovi agenti farmacologici e approcci innovativi di neuromodulazione, promettono di preservare e persino ripristinare la funzione neuronale nei soggetti affetti da Parkinson. L'esplorazione delle terapie basate sulle cellule staminali e delle tecniche di medicina rigenerativa offre la prospettiva allettante di invertire i processi neurodegenerativi, ripristinando potenzialmente le capacità motorie e cognitive perdute.

Accanto a queste scoperte mediche, il ruolo centrale dei team di assistenza multidisciplinare e l'empowerment dei pazienti e delle loro famiglie non possono essere sopravvalutati. L'integrazione di approcci globali e centrati sul paziente che affrontano i bisogni fisici, emotivi e sociali delle persone con malattia di Parkinson è stata determinante nel migliorare la qualità della vita e il benessere generale.

Mentre continuiamo a svelare le complessità della malattia di Parkinson, il futuro riserva immense promesse. Con sforzi di ricerca sostenuti, partenariati di collaborazione e un impegno costante per migliorare la vita delle persone colpite, siamo pronti a fare passi da gigante nel sconfiggere questa condizione debilitante. La strada da percorrere può essere lunga e ardua, ma con ogni progresso incrementale ci avviciniamo sempre di più a un mondo in cui la malattia di Parkinson non viene solo gestita, ma alla fine vinta, restituendo speranza e dignità a coloro che affrontano coraggiosamente questa sfida.